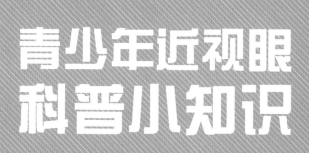

青少年近视眼科普小知识

天津市眼科医院
天津市眼科医院视光中心 编

南开大学出版社

天　津

图书在版编目(CIP)数据

青少年近视眼科普小知识 / 天津市眼科医院，天津市眼科医院视光中心编. — 天津：南开大学出版社，2021.1(2021.3 重印)
ISBN 978-7-310-05995-9

Ⅰ. ①青… Ⅱ. ①天… ②天… Ⅲ. ①近视－防治－青少年读物 Ⅳ. ①R778.1－49

中国版本图书馆 CIP 数据核字(2020)第 242962 号

青少年近视眼科普小知识
QINGSHAONIAN JINSHIYAN KEPU XIAOZHISHI

南开大学出版社出版发行
出版人：陈　敬
地址：天津市南开区卫津路 94 号　　邮政编码：300071
营销部电话：(022)23508339　营销部传真：(022)23508542
http://www.nkup.com.cn

雅迪云印(天津)科技有限公司印刷　全国各地新华书店经销
2021 年 1 月第 1 版　　2021 年 3 月第 2 次印刷
260×185 毫米　16 开本　2 印张　30 千字
定价：15.00 元

如遇图书印装质量问题,请与本社营销部联系调换,电话:(022)23508339

本书编委会

主　　编：李丽华

副 主 编：张　威

编写成员：权　贺　王　婷　江洋琳　孙铁晶

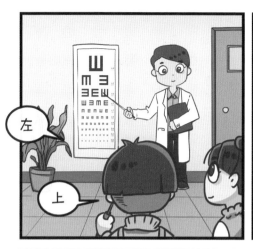

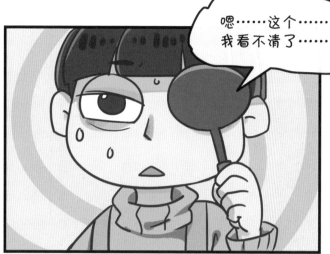

嗯……这个……我看不清了……

左

上

要注意用眼健康哦，你已经是轻度近视眼了！

近视眼……

近视眼到底是什么呀？

近视是指眼的屈光系统发育"不匹配"，光线通过调节静止的眼球屈光系统后成像于视网膜前，无法成像在视网膜上，简单地说就如同照相机的镜头不对焦了。

人在刚出生时眼轴长度较短，随着年龄的增长，眼轴也会慢慢增长……

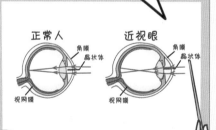

正常人　　　　近视眼

角膜　　　　　　　　　　角膜
晶状体　　　　　　　　　晶状体

视网膜　　　　　　　　视网膜

哇！眼睛里面原来这么复杂？

如果在这个过程中，眼轴长度超过了标准，那么5米外的物体在眼睛内所成的像就会落在视网膜前面，视网膜上同样无法成像清楚的物体，这样就发生近视了。

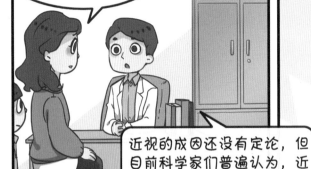

我家孩子怎么近视了呢？这近视都有哪些原因呀？

近视的成因还没有定论，但目前科学家们普遍认为，近视的发生、发展由遗传因素和环境共同决定。

有研究发现，如果父母均为高度近视（一般指-6.00D以上），则子女近视的发生率较父母一方为高度近视或双方均为低度近视的孩子高得多。

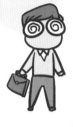
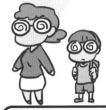

近视的发生概率还和种族有关，黑种人最低，其次为白种人，黄种人最高。

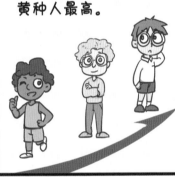

近视的发生与孩子的出生季节也有一定关系，夏季出生的孩子眼轴较冬季出生的孩子眼轴更容易增长。

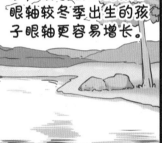

像是环境因素呢，就比如近距离用眼时间、握笔姿势、桌椅高度、照明、户外活动时间及频率、饮食习惯、体质、户外活动少等，都可能引发近视的发生、发展。

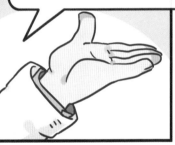

目前大多数孩子的学习负担重，近距离阅读量大，练钢琴或其他乐器近距离用眼过多，手机、平板电脑、电脑的使用等都会增加孩子发生近视的可能性。

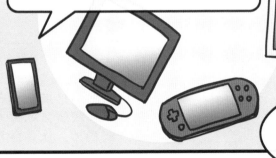

听见没有，你就是这么近视的。以后不准趴着玩手机了！

我知道了……

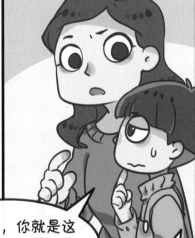

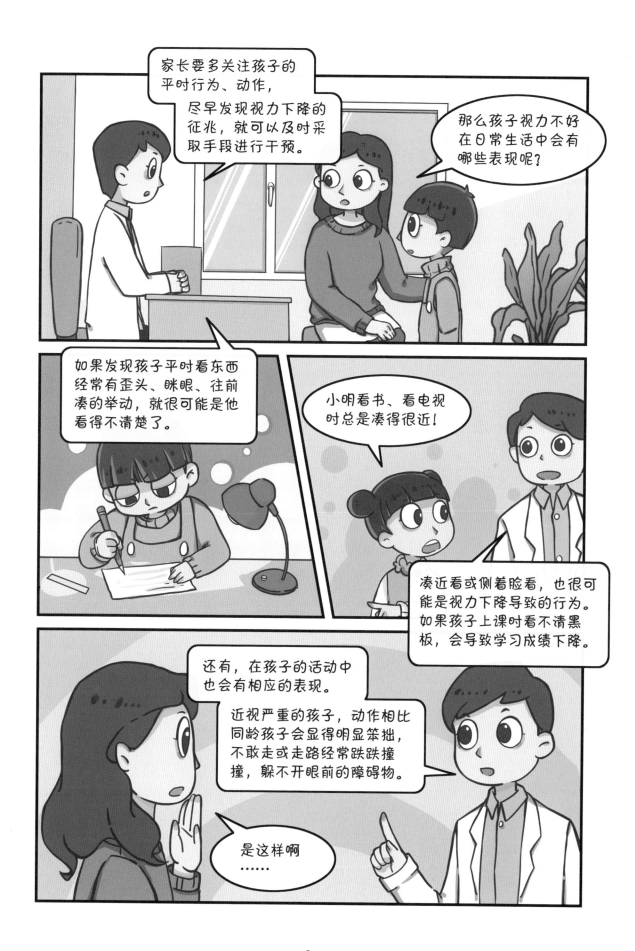

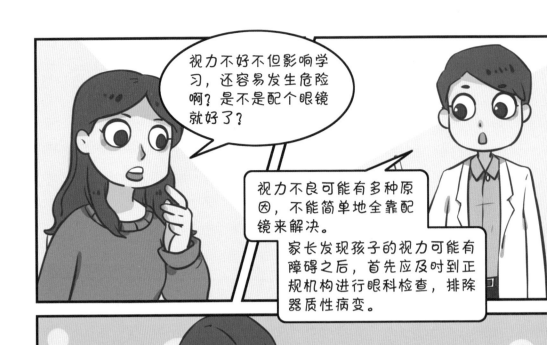

视力不好不但影响学习，还容易发生危险啊？是不是配个眼镜就好了？

视力不良可能有多种原因，不能简单地全靠配镜来解决。

家长发现孩子的视力可能有障碍之后，首先应及时到正规机构进行眼科检查，排除器质性病变。

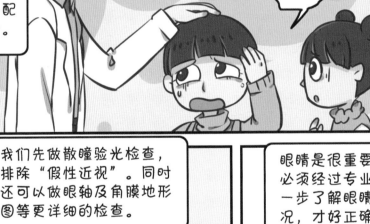

经过刚才的检查，他是屈光不正造成的视力下降，确定需要配戴眼镜来矫正视力。

我不想戴眼镜啊！

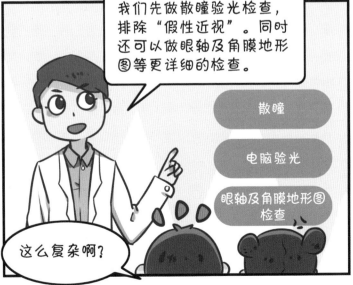

我们先做散瞳验光检查，排除"假性近视"。同时还可以做眼轴及角膜地形图等更详细的检查。

散瞳

电脑验光

眼轴及角膜地形图检查

这么复杂啊？

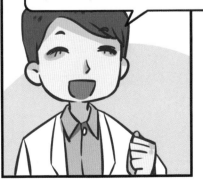

眼睛是很重要的器官！必须经过专业检查，进一步了解眼睛的发育情况，才好正确做诊断、下处方。

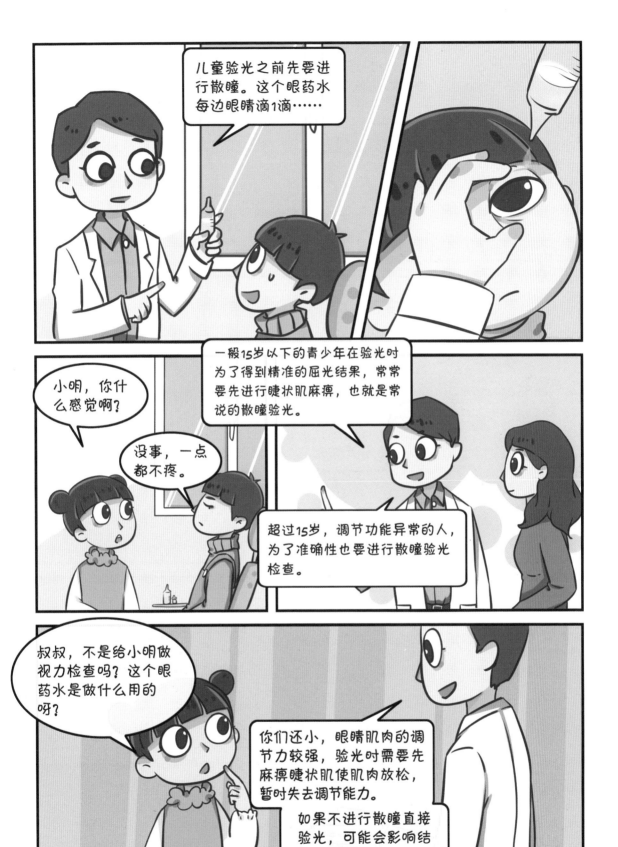

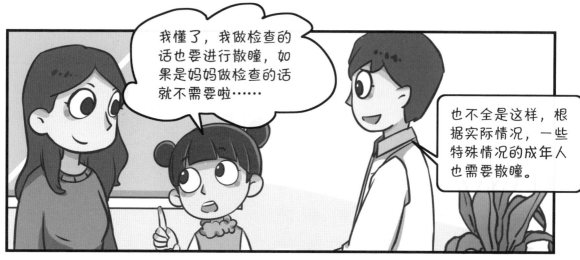

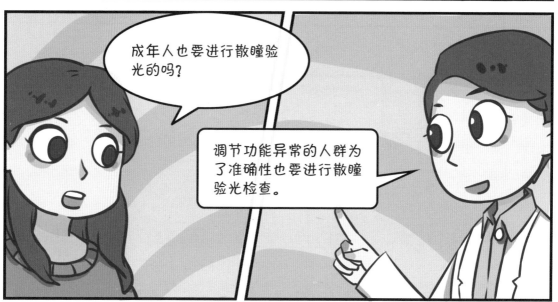

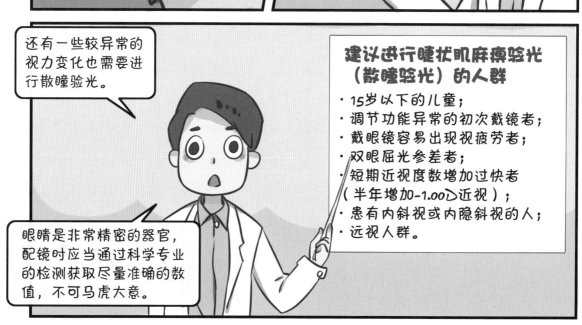

建议进行睫状肌麻痹验光
（散瞳验光）的人群

· 15岁以下的儿童；
· 调节功能异常的初次戴镜者；
· 戴眼镜容易出现视疲劳者；
· 双眼屈光参差者；
· 短期近视度数增加过快者
（半年增加0-1.00D近视）；
· 患有内斜视或内隐斜视的人；
· 远视人群。

出现了近视之后会怎样呢？

近视眼就是看远处模糊，也没什么危害吧……

不是这样哦！不进行配镜矫正的话容易造成视疲劳……

还会造成调节功能异常，集合不足或集合过度，严重时会引发斜视。

我听一些家长说孩子还小，视力可以自己恢复？

真性近视
不能自行恢复，需要戴镜矫正。

假性近视
可以恢复的功能性改变，通过改变用眼习惯、进行视觉训练等方法来调节，暂时无需戴镜。

那是假性近视。散瞳验光就是为了区分是真性近视还是假性近视。

青少年真性近视却不配戴眼镜，经常的视远模糊可能会加重近视的发展，所以一旦发现近视，应该及时科学地配镜矫正视力。

严重的近视还容易引发其他眼科病变，比如飞蚊症、黄斑出血及病变、视网膜脱离等眼部并发症。

警惕眼睛病变
· 飞蚊症：眼前有飘动的小黑影。
· 黄斑出血、病变：视网膜黄斑区出血或病变，视力下降、视中心区域有黑影、视野变形。
· 视网膜脱离：视觉质量明显下降。

没想到后果这么严重，看来近视眼一定要及时检查，及时矫正。

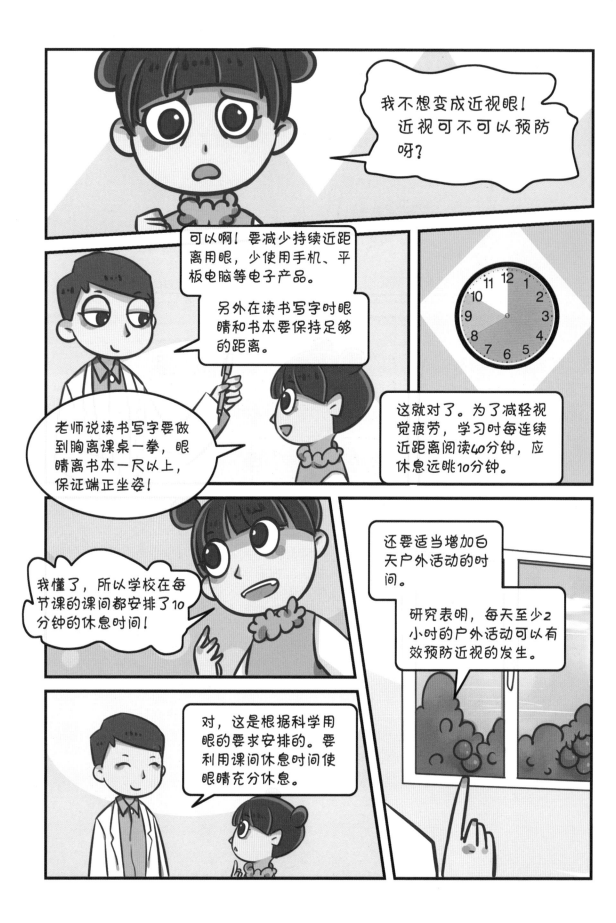

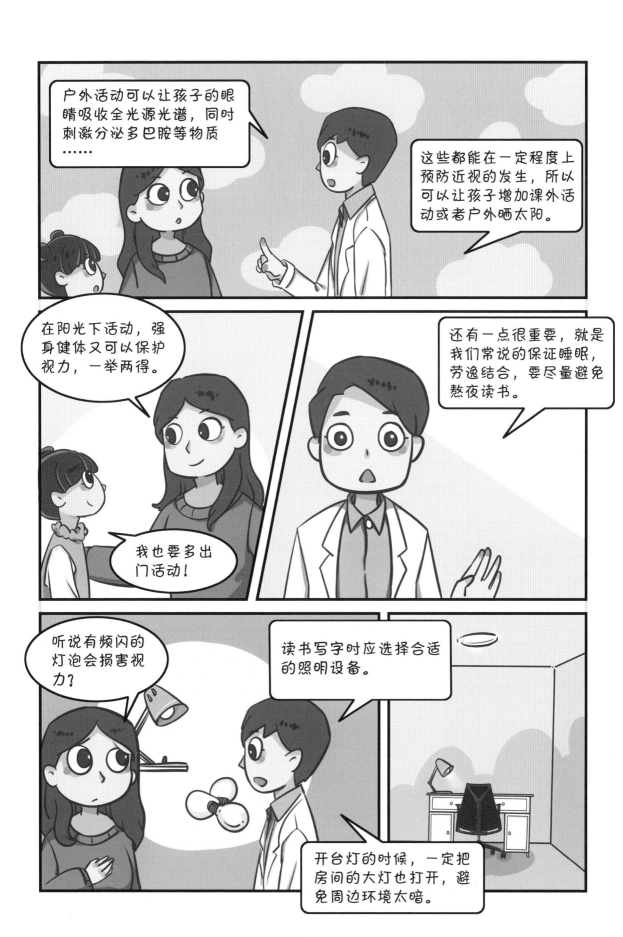

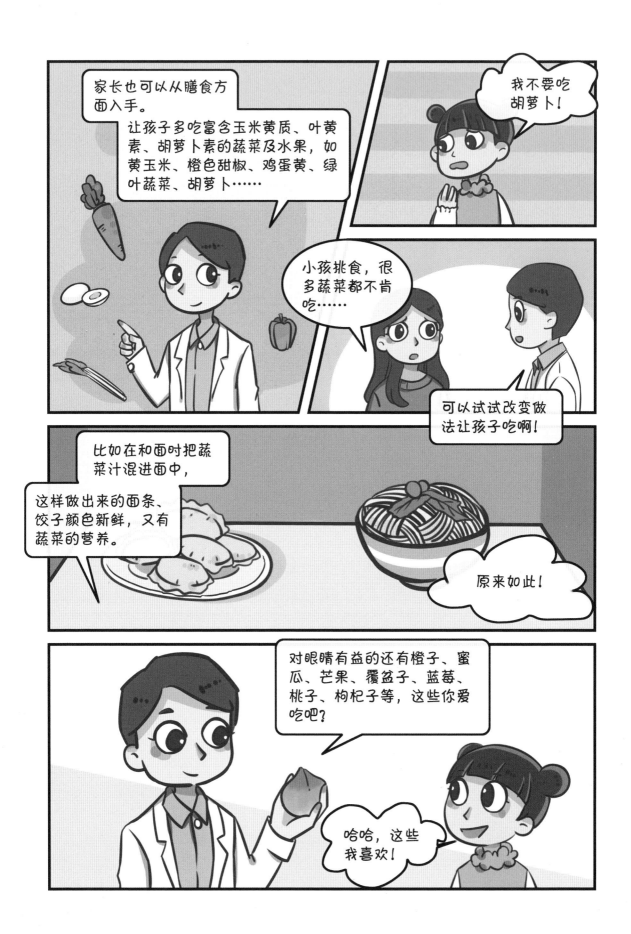

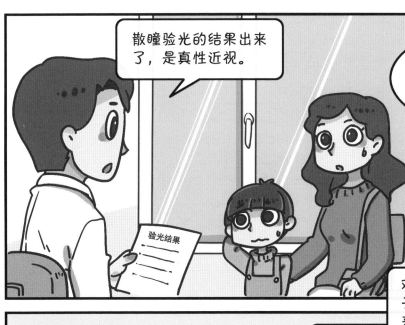

散瞳验光的结果出来了，是真性近视。

孩子还这么小，是不是应该采取什么方法控制一下近视？

对于已经发生近视的孩子，可以采取几种方法来延缓近视的发展。

最常用的手段是针对眼睛的具体情况配戴合适的眼镜。

专业配镜参考参数

· 眼位（有无内、外斜）

· 调节功能

· 屈光状态（有无屈光参差及大散光）

哇，真复杂……

每个人的生理情况不同，要结合双眼的实际情况才能配出完全合适的眼镜。

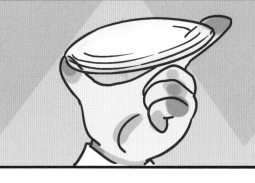

镜片也有不同的功能种类，有青少年渐变焦镜片、缓解疲劳镜片（对于调节过强或内隐斜人群较为有效），以及延缓眼轴增长的角膜塑形镜等，也是要根据个人实际情况进行选择哦。

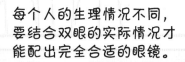

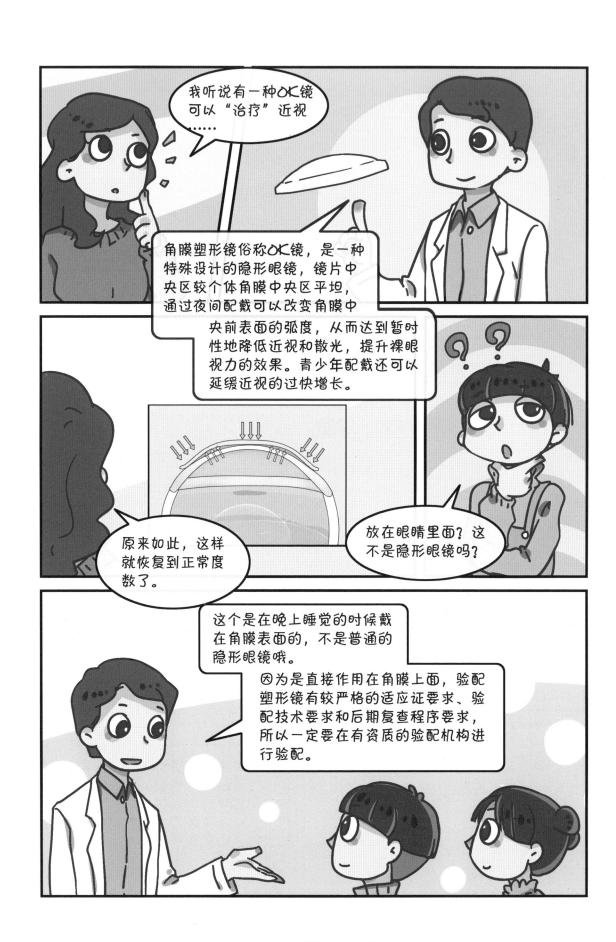

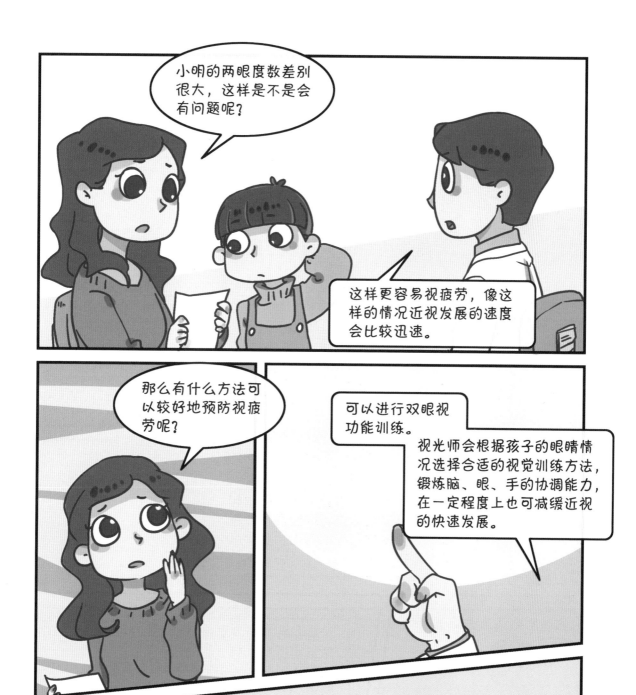

小提示：

　　在美国、澳洲等一些国家或地区，采用每天滴用低浓度的阿托品，延缓近视的发展，但可能会伴有口干、怕光等并发症。目前，该药品在我国暂时未通过国家药品监督管理局认证。

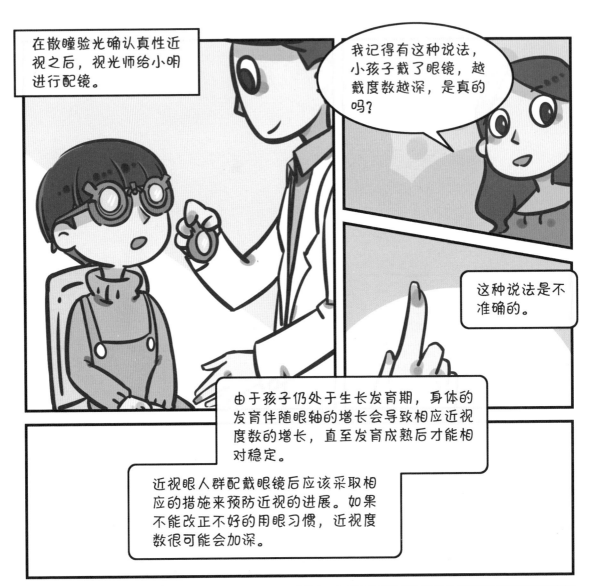

在散瞳验光确认真性近视之后，视光师给小明进行配镜。

我记得有这种说法，小孩子戴了眼镜，越戴度数越深，是真的吗？

这种说法是不准确的。

由于孩子仍处于生长发育期，身体的发育伴随眼轴的增长会导致相应近视度数的增长，直至发育成熟后才能相对稳定。

近视眼人群配戴眼镜后应该采取相应的措施来预防近视的进展。如果不能改正不好的用眼习惯，近视度数很可能会加深。

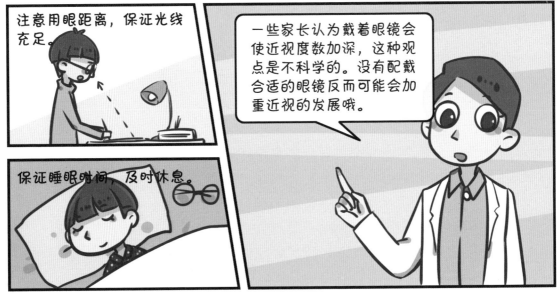

注意用眼距离，保证光线充足。

保证睡眠时间，及时休息。

一些家长认为戴着眼镜会使近视度数加深，这种观点是不科学的。没有配戴合适的眼镜反而可能会加重近视的发展哦。

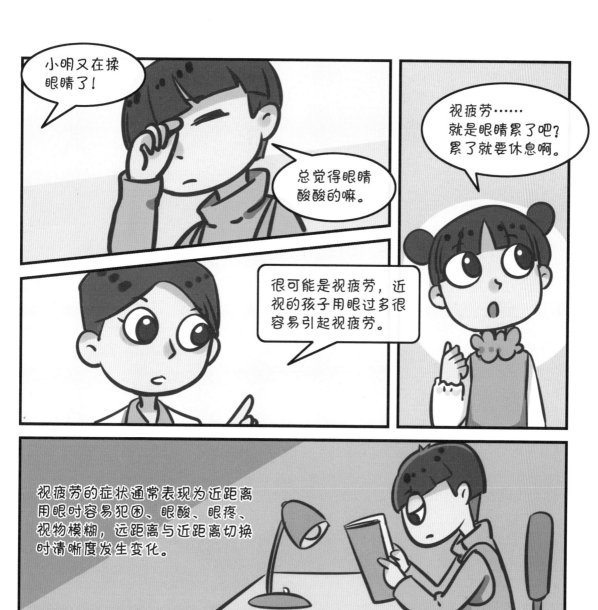

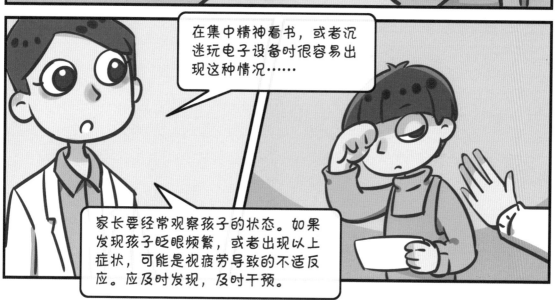

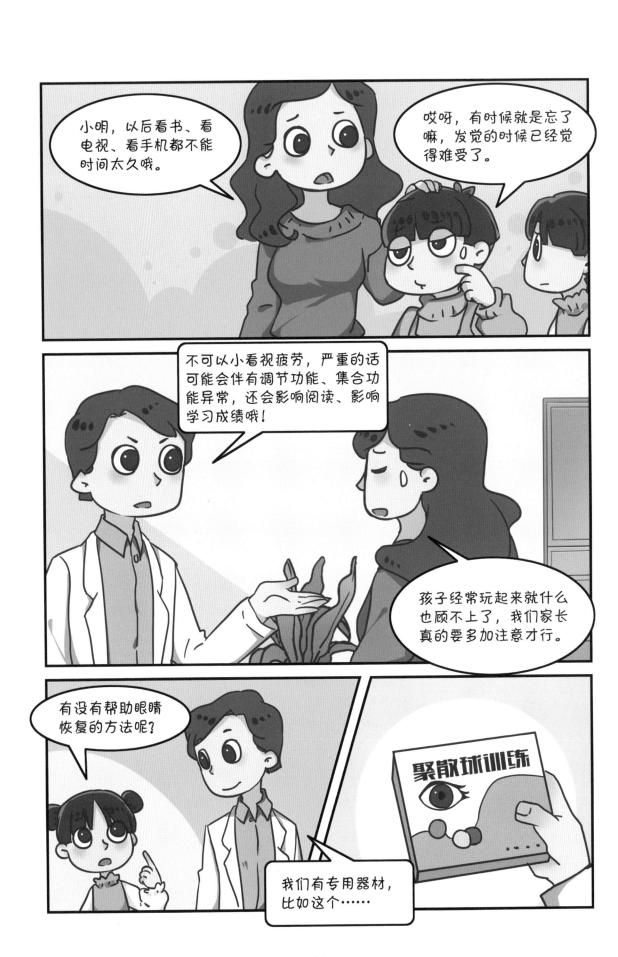

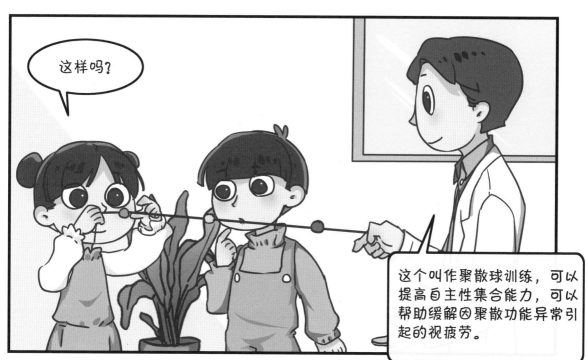

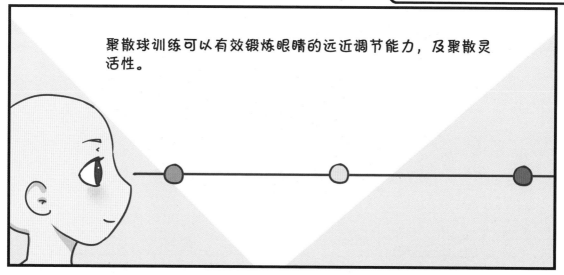

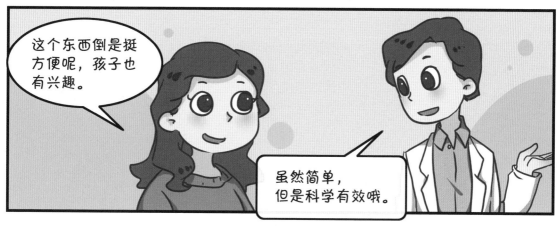

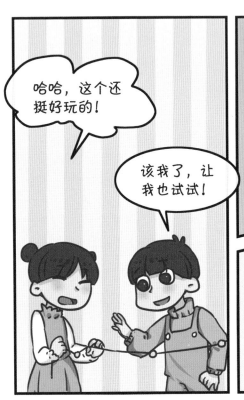

哈哈，这个还挺好玩的！

该我了，让我也试试！

叔叔，还有其他好玩的吗？

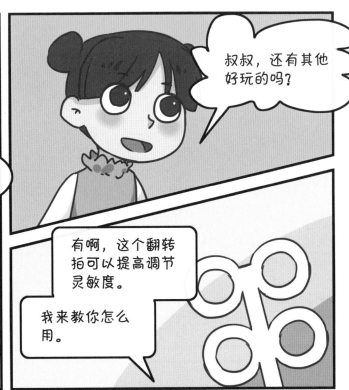

有啊，这个翻转拍可以提高调节灵敏度。

我来教你怎么用。

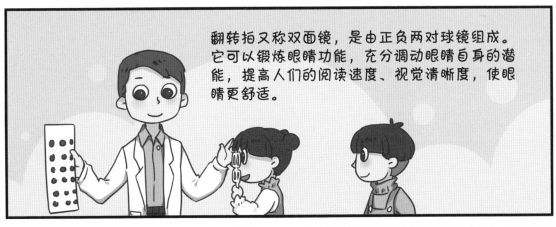

翻转拍又称双面镜，是由正负两对球镜组成。它可以锻炼眼睛功能，充分调动眼睛自身的潜能，提高人们的阅读速度、视觉清晰度，使眼睛更舒适。

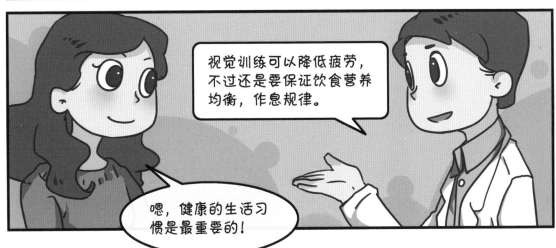

视觉训练可以降低疲劳，不过还是要保证饮食营养均衡，作息规律。

嗯，健康的生活习惯是最重要的！

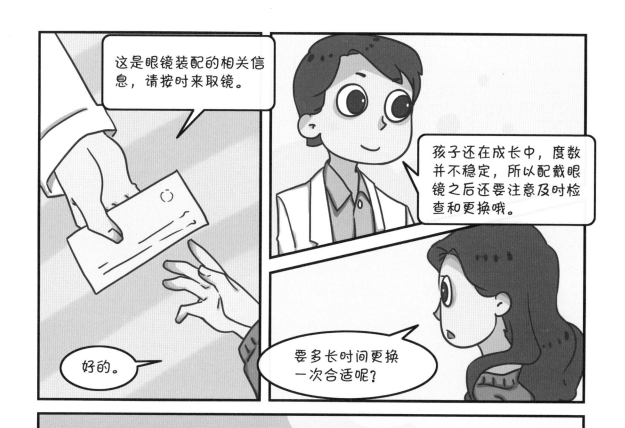

提示您：

　　青少年近视人群建议每半年到一年进行一次视力复查、验光，如果发现近视或散光度数变化在0.50D以上，应该及时更换眼镜。

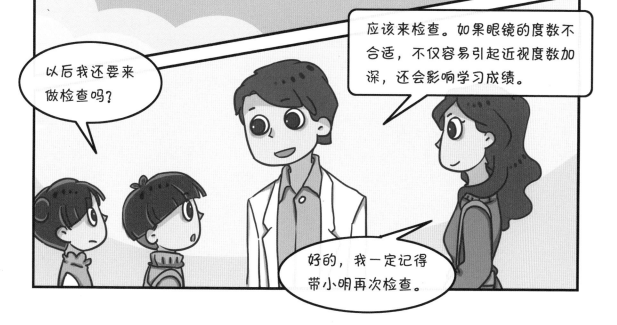

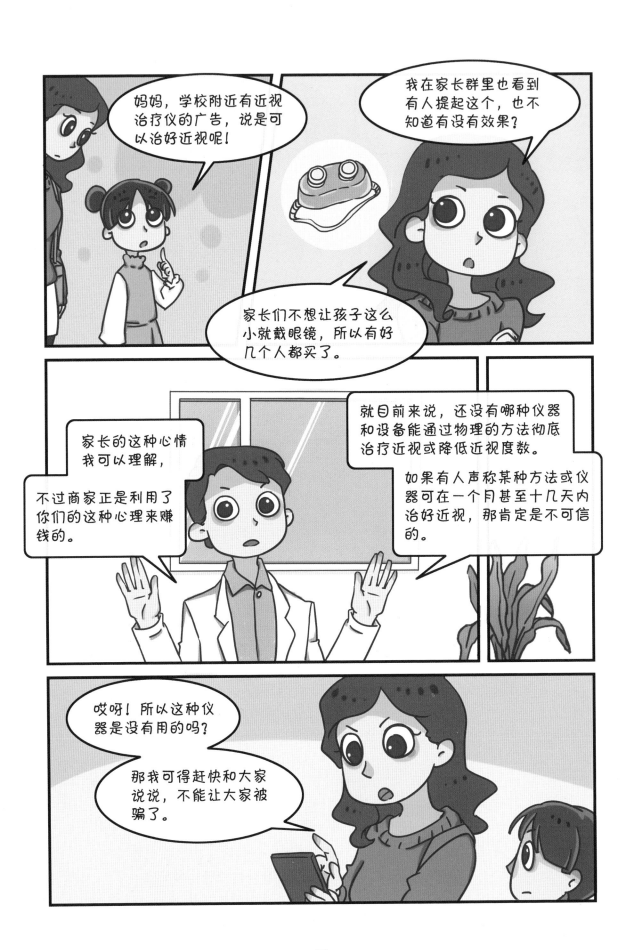

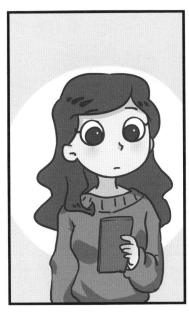

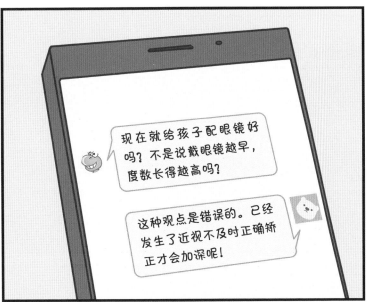

现在就给孩子配眼镜好吗？不是说戴眼镜越早，度数长得越高吗？

这种观点是错误的。已经发生了近视不及时正确矫正才会加深呢！

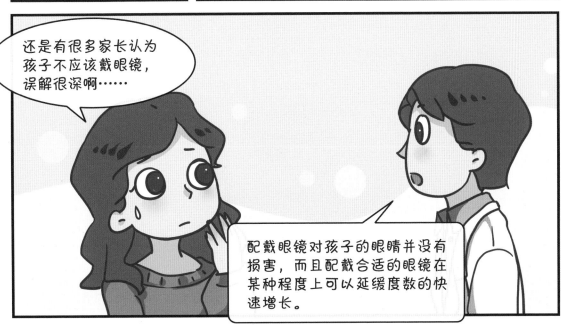

还是有很多家长认为孩子不应该戴眼镜，误解很深啊……

配戴眼镜对孩子的眼睛并没有损害，而且配戴合适的眼镜在某种程度上可以延缓度数的快速增长。

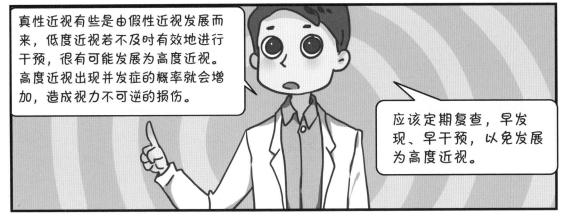

真性近视有些是由假性近视发展而来，低度近视若不及时有效地进行干预，很有可能发展为高度近视。高度近视出现并发症的概率就会增加，造成视力不可逆的损伤。

应该定期复查，早发现、早干预，以免发展为高度近视。

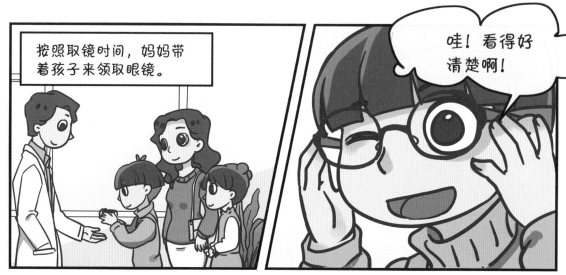

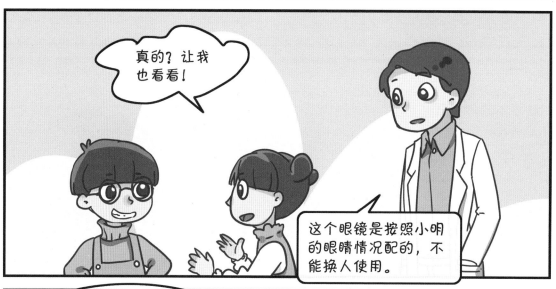

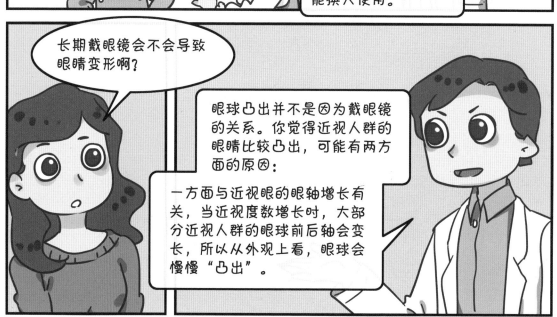

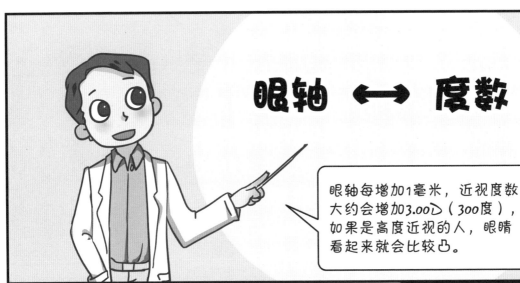

眼轴 ←→ 度数

眼轴每增加1毫米，近视度数大约会增加3.00D（300度），如果是高度近视的人，眼睛看起来就会比较凸。

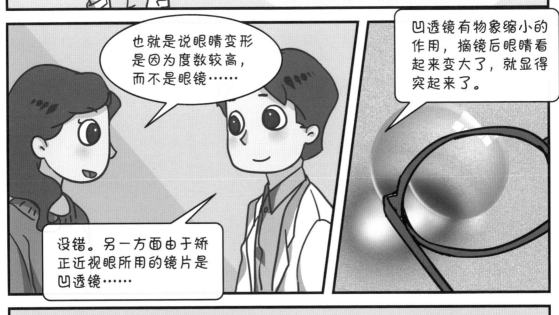

也就是说眼睛变形是因为度数较高，而不是眼镜……

没错。另一方面由于矫正近视眼所用的镜片是凹透镜……

凹透镜有物象缩小的作用，摘镜后眼睛看起来变大了，就显得突起来了。

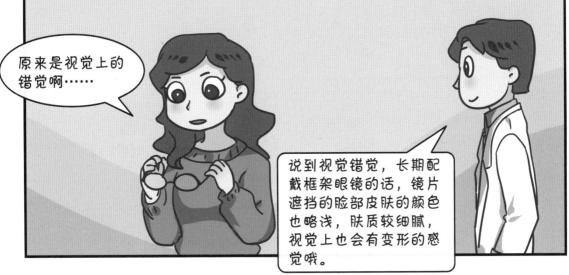

原来是视觉上的错觉啊……

说到视觉错觉，长期配戴框架眼镜的话，镜片遮挡的脸部皮肤的颜色也略浅，肤质较细腻，视觉上也会有变形的感觉哦。

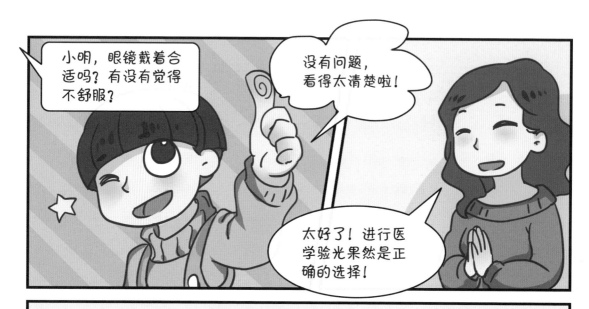

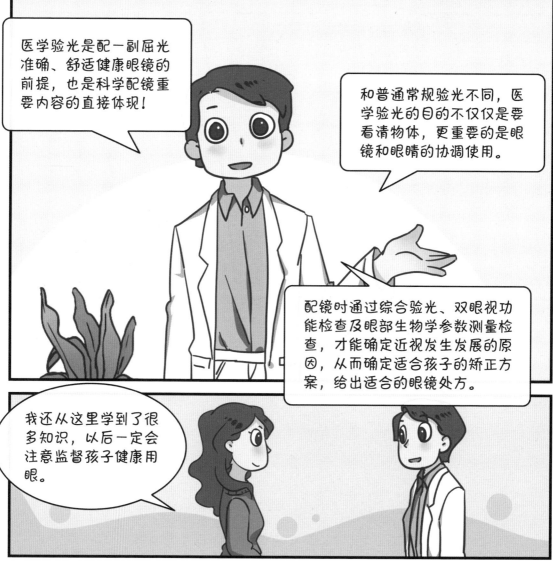

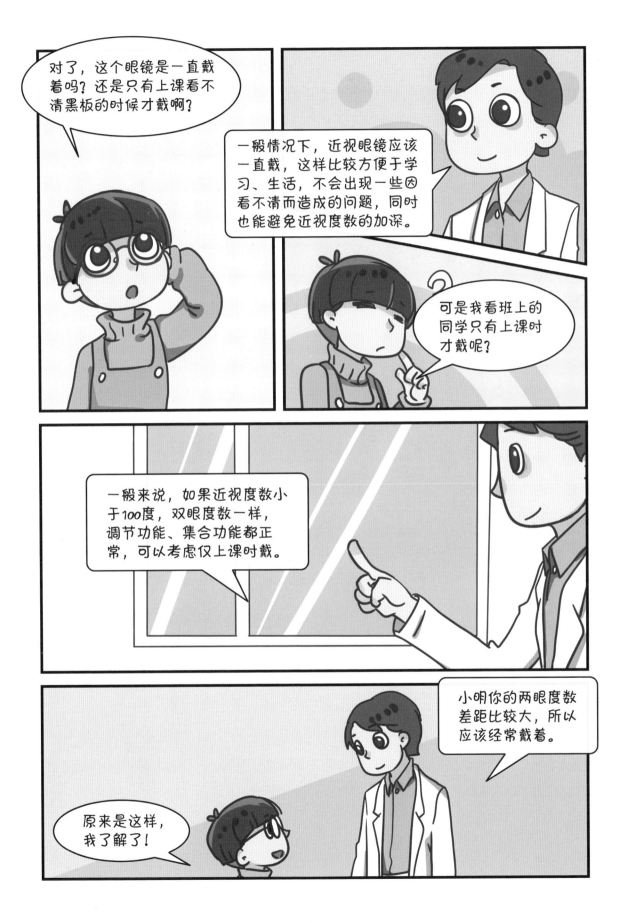

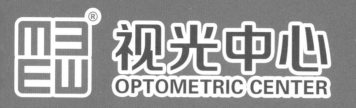

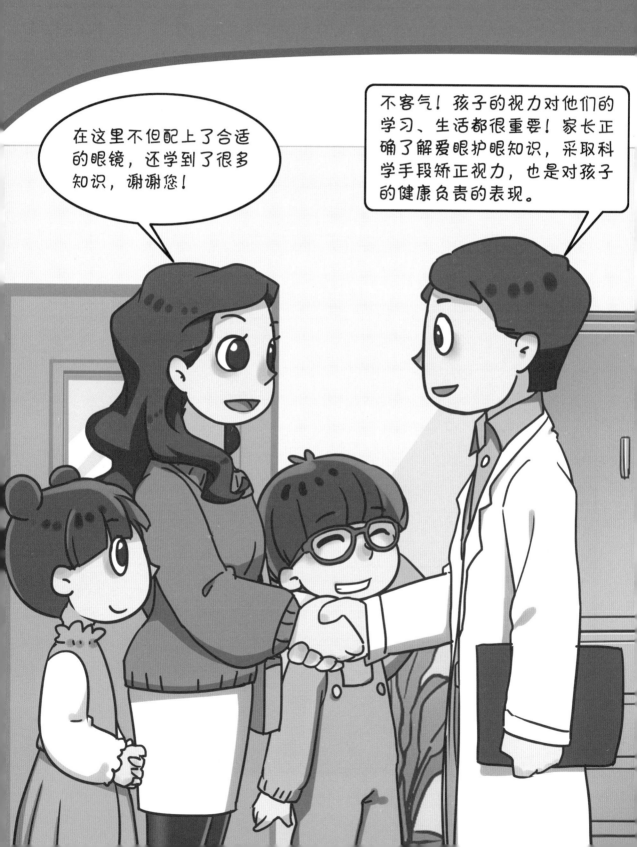